Bibliografische Information der Deutschen Nationalbibliothek:

Die Deutsche Bibliothek verzeichnet diese Publikation in der Deutschen Nationalbibliografie; detaillierte bibliografische Daten sind im Internet über http://dnb.d-nb.de/ abrufbar.

Impressum:

Druck und Bindung: Books on Demand GmbH, Norderstedt Germany
ISBN: 9783656927686

Dieses Buch bei GRIN:

http://www.grin.com/de/e-book/295119/vorbeugung-und-therapie-der-infektions-krankheit-malaria

Mirjam Hofmann

Vorbeugung und Therapie der Infektionskrankheit Malaria

GRIN Verlag

Vorbeugung und Therapie der Infektionskrankheit Malaria

Von

Mirjam Grabher

Inhaltsverzeichnis

1.Einleitung

250 Millionen Menschen erkranken jährlich an der Malaria, der Königin der Tropenkrankheiten. 1 Million Menschen versterben jedes Jahr. Diese Zahlen sind schon sehr beängstigend, wenn man bedenkt, wie wertvoll ja schon ein Menschenleben ist. Hauptsächlich erkranken Menschen in tropischen Gebieten an dieser heimtückischen Infektionskrankheit, doch auch Europäer und selbst Österreicher sind von ihr betroffen, wenn sie sich im Urlaub oder in Entwicklungsarbeit infizieren. Wegen den Erkrankungsfällen in Österreich ist es natürlich wichtig, dass sich auch österreichisches diplomiertes Pflegepersonal mit diesem Problem auseinandersetzt.

Hinsichtlich dieser Problematik ergeben sich einige interessante Forschungsfragen. Es entsteht die Frage, welche Möglichkeiten vorhanden sind, um eine Malariaerkrankung zu verhindern und wie wirksam sie wirklich sind. Gibt es schon einen wirksamen Impfstoff, der die Menschen vor der Malaria schützt?

Die geschichtlichen Hintergründe der Malaria werden ebenfalls behandelt und wie die Menschen damals dieses Krankheitsbild behandelt und der Krankheit vorgebeugt haben.

Es wird der Frage nachgegangen, welche Tätigkeiten in der Pflege Malariaerkrankter nötig sind und wie man diese Menschen optimal betreut. Drei Interviews mit Malariabetroffenen ergaben aufschlussreiche und sehr interessante Informationen über das subjektive Erleben dieser Krankheit.

Das Ziel dieser Arbeit ist es, ein umfassendes Bild über die Königin der Tropenkrankheiten aufzuzeigen. Sowohl diplomiertes Pflegepersonal als auch interessierte Menschen werden bereichert durch das Lesen dieser Fachbereichsarbeit. Besonders empfehlenswert ist diese Thematik auch für Menschen, die sich für Entwicklungsarbeit in tropischen Gebieten interessieren.

2. Methodik

Als Forschungsmethode wurde das Literaturstudium in Kombination mit drei halbstandardisierten Leitfaden-Interviews gewählt.

Neben den Recherchen in der Vorarlberger Landesbibliothek in Bregenz und der Mediathek der Gesundheits- und Krankenpflegeschule in Feldkirch ergab die umfangreiche Internetsuche viele wertvolle wissenschaftliche Fachartikel zum Thema Malaria.

Es wurde sowohl in der deutschsprachigen als auch in der englischsprachigen Literatur mit den Schlagworten „Tropenmedizin", „Malaria", „malaria prophylaxis", „malaria chemoprophylaxis" und „malaria nets" gesucht.

Auf der frei zugänglichen Datenbank Medline von der National Library of Medicine fanden sich einige interessante Studien zu derzeit erforschten Malariamedikamenten, Impfstoffkandidaten und Strategien, um die Malariaverbreitung einzudämmen.

Die wichtigsten bereits vorhandenen Erkenntnisse zu diesem Thema wurden gesammelt und gesichtet. Um auf die Entwicklung dieser Thematik eingehen zu können, wurden Arbeiten von 1995 bis heute berücksichtigt.

Um aktuelle Zahlen zu Malariaerkrankungen in Österreich und Vorarlberg zu bekommen, wurde das Bundesministerium für Gesundheit, Familie und Jugend in Wien und die Sanitätsabteilung des Amtes der Vorarlberger Landesregierung angefragt.

Zusätzlich zur Literaturrecherche wurden drei Menschen, die schon eine Malaria durchlebt haben, in einem offenen qualitativen Vorgehen mithilfe von Interview-Leitfäden nach ihrem subjektiven Erleben der Erkrankung befragt.

3. Definition der Malaria

Malaria ist die wichtigste Tropenkrankheit in den Endemiegebieten der Tropen und die wichtigste importierte Tropenkrankheit in Europa (Diesfeld et al 2003: S 70).

Neben AIDS stellt sie das wichtigste Infektionsproblem des Menschen dar (Krüger/Sanchez 1995: S 67).

„Malaria ist eine Infektionskrankheit, die durch einzellige Organismen (Plasmodien) hervorgerufen wird. Sie werden über eine bestimmte Mückenart, die Anophelesmücke, übertragen. Es gibt vier unterschiedliche Malariaerreger: *Plasmodium falciparum*, *P. vivax*, *P. malariae*, und *P. ovale*. *P. falciparum* und *P. vivax* sind am häufigsten und *P. falciparum* ist am gefährlichsten" (Zimmermann 2007).

Der Begriff Malaria stammt aus dem Lateinischen („mala aria“) und bedeutet so viel wie schlechte Luft. Lange Zeit hat man angenommen, dass die aus den Sümpfen emporsteigende Luft „schlecht“ und deshalb für die Malaria verantwortlich sei (Krüger/Sanchez 1955: S 67).

Rugemalila et al (2006) beschreiben die Malaria aus einer Sichtweise, die uns die Ernsthaftigkeit dieser Erkrankung verdeutlicht:

„Malaria is an important social, economic, and developmental problem affecting individuals, families, communities, and countries."

Auf Deutsch heißt dieser sehr bedeutsame Satz: „Malaria ist ein wichtiges soziales, wirtschaftliches und entwicklungspolitisches Problem, das Einzelpersonen, Familien, Gemeinden und Länder betrifft.“

4. Therapie und Pflege

Die Themen Therapie und Pflege werden unter diesem Punkt gemeinsam abgehandelt, da sie eng miteinander verbunden sind.

Die Therapie einer Malaria sollte möglichst ohne Zeitverlust einsetzen, das heißt im Ernstfall auch ohne gesicherte Diagnose bei malariaverdächtigem Fieber. *„Eine kurze Verzögerung des Behandlungsbeginns kann die Krankheitsdauer um Tage verlängern“*. Deshalb sollten immer Chloroquin oder andere Malariamedikamente bereit liegen (Döring 1998: S 56).

Zu Malariapatienten gehören Flugbegleiter, Firmenmanager, Lastminute-Reisende, Auslandsdeutsche, Asylbewerber und Einwanderer, binationale Paare, Trekking- und Badeurlauber und Mitarbeiter von Hilfsorganisationen. Deshalb benötigen Ärzte und Pflegepersonen ein Grundverständnis für internationale Reisewege und Geografie, aber auch für Verhältnisse der Dritten Welt. Englische und französische Sprachkenntnisse helfen oft beim Zugang zu afrikanischen Patienten.

Interkulturelle Kompetenz ist beispielsweise bei erkrankten Afrikanern gefragt, wenn das Essen eines Krankenhauses oder die Rolle von Mann und Frau ein Thema sind (Rögelein 2001: S 842ff).

4.1. Einordnung in Therapiegruppen

Die Wahl der geeigneten Malariatherapie wird bestimmt durch den vermuteten Infektionsort, individuelle Anwendungsbeschränkungen der verwendeten Arzneimittel (zum Beispiel eine Schwangerschaft) und durch die Klassifizierung der Malaria in eines der 4 folgenden Krankheitsbilder:

- Malaria teriana
- Malaria quartana
- Unkomplizierte Malaria tropica
- Komplizierte (schwere) Malaria tropica

Malaria teriana und quartana werden in Deutschland ambulant betreut. Für diese Formen sind antiparasitäre Maßnahmen ausreichend für eine erfolgreiche Therapie.

Die unkomplizierte Malaria tropica wird stationär behandelt, während die komplizierte M. tropica intensivmedizinisch behandelt werden sollte (Braun et al 2005: S 66). Es gelingt oft nur durch den Einsatz intensivmedizinischer Maßnahmen und optimaler Pflege, den Malariakranken aus der Krise herauszubringen (Lang/Löscher 2000: S 32).

4.2. Behandlung der Grundsymptome

Da das Hauptsymptom der Malaria das Fieber ist, ist die Fieberpflege sehr bedeutsam für pflegerisches Personal.

4.2.1. Pflege bei Fieber (Menche 2004: S 274f)

Pflegepersonen sollen den Kranken in seinen Fieberphasen unterstützen.

Während dem Fieberanstieg kann durch das Zuführen von Wärme der Körper des Kranken entlastet werden. Bei Schüttelfrost soll der Patient vor Verletzungen geschützt werden und benötigt Beistand. Der Arzt wird informiert, da eventuell Blutkulturen abgenommen werden.

In der Fieberhöhe sind Puls und Atmung beschleunigt. Der Kranke ist geschwächt und verliert Flüssigkeit über die Haut und die Atmung. Der Kalorienbedarf ist erhöht. Es muss auf Zeichen einer Dehydratation geachtet werden und regelmäßige Temperatur- und Kreislaufkontrollen sind notwendig. Der Flüssigkeitsverlust muss durch Getränke ersetzt werden. Leicht verdauliche vitaminreiche Kost kräftigt den Kranken. Er benötigt ein ruhiges und eventuell verdunkeltes Zimmer. Wadenwickel können helfen, das Fieber zu senken und verschaffen dem Kranken Erleichterung. Andere physikalische Maßnahmen wären Tees mit schweißtreibender Wirkung (Lindenblütentee) oder fiebersenkende Körperwaschungen mit einer Wassertemperatur von 10°C unter der Körpertemperatur des Patienten (eventuell Pfefferminztee, Essig oder Zitrone als Zusatz).

Der Wadenwickel zur Fiebersenkung kann laut Hoehl und Kullick (2008: S 353f) ab einer Fiebertemperatur von 39°C Körpertemperatur angewendet werden. Der Patient sollte jedoch kreislaufstabil sein und gut durchblutete Extremitäten haben. Diese physikalische Maßnahme führt zu einer schonenden Wärmeabgabe und hat das Ziel, das Fieber um maximal 1°C zu senken. Der Wadenwickel sollte nach 10 Minuten erneuert werden, wobei ein Erneuern drei- bis viermal empfohlen wird. Dann sollte man erneut die Temperatur messen und pausieren. Bei Bedarf ist dieser Prozess nach einigen Stunden zu wiederholen. Als Alternative zum Wadenwickel kann man unruhigen Patienten feuchte Baumwollstrümpfe mit abgeschnittenem Fußteil anziehen.

Bei hohen Temperaturen kann als Antipyretikum Paracetamol gegeben werden, das gleichzeitig auch gegen die Muskel- und Gliederschmerzen als Analgetikum hilft (DTG 2005).

Aspirin sollte nicht gegeben werden wegen der Thrombozytenaggregationsgefahr (DTG 2005) und bei Kindern zusätzlich nicht, um das Rey-Syndrom mit einer akuten Schädigung des Gehirns und einer Degeneration der Leber zu vermeiden (Eddleston et al 2006: S 28).

Der Fieberabfall zeichnet sich aus durch starkes Schwitzen. Häufige Kleidungs- und Bettwäschenwechsel sind notwendig, damit der Kranke nicht im Feuchten liegt. Die Vitalzeichen werden regelmäßig überwacht. Nach dem Fieberabfall ist der Patient meist erschöpft und möchte schlafen. Es wird darauf geachtet, dass der Kranke die notwendige Ruhe zur Genesung findet.

Hoehl und Kullick (2008: S 331f) schreiben, dass bei Fieber sowohl subjektive als auch objektive Begleiterscheinungen in mehr oder weniger ausgeprägter Form zu beobachten sind. Subjektive Beschwerden werden meist vom Patienten selbst geäußert, wobei die objektiven Fieberzeichen objektiv von jedem feststellbar sind. Die sicherste objektive Methode zum Nachweis von Fieber ist das Messen der Körpertemperatur.

Subjektive Fieberzeichen:

- allgemeines Krankheitsgefühl (Schwächegefühl, Müdigkeit durch erhöhte Stoffwechselprozesse)
- Kopf- und Gliederschmerzen
- Überempfindlichkeit gegenüber Licht, Geräusch und eventuell Berührung
- je nach Fieberphase wechselndes Hitze- oder Kältegefühl durch Körpertemperaturschwankungen
- Appetitlosigkeit, Durstgefühl

Objektive Fieberzeichen:

- gemessener Fieberwert
- Tachykardie (Hier gilt die Faustregel: Anstieg der Pulsfrequenz um 8-10 Pulsschläge in der Minute pro 1° C Körpertemperaturerhöhung.)

- beschleunigte, häufig oberflächliche Atmung
- eventuell Kältezittern oder Schüttelfrost im Fieberanstieg
- Veränderungen an der Haut (blasse und kühle Haut bei Fieberanstieg, gerötete und heiße Haut bei Fieberhöhe)
- trockener Mund, belegte Zunge infolge des Flüssigkeitsmangels und durch verminderte Speichelproduktion durch die reduzierte Kautätigkeit, eventuell Herpes labialis
- glänzende Augen
- unruhiges Verhalten, Schlaflosigkeit
- verminderte Urinmenge, dunkler und konzentrierter Harn durch Flüssigkeitsmangel
- eventuell Obstipation durch Flüssigkeits- und Bewegungsmangel

Diese Begleiterscheinungen sollten neben dem Fieber von der Pflege beachtet werden, um dem Patienten Erleichterung zu bringen. Eine gute psychische Betreuung mit individueller Anteilnahme und Zeit für Gespräche verbessert die Befindlichkeit des Patienten. Eine für den Patienten angenehme Regelung der Besuche und Ruhe im Krankenzimmer helfen ihm, in der Genesung fortzuschreiten.

4.2.2. Pflege bei anderen Grundsymptomen

Weiters ist darauf zu achten, dass der Patient die Medikamente konsequent einnimmt und laut Arztverordnung (AVO) Bettruhe eingehalten wird. Auf kohlehydratreiche Kost ist zu achten, weil sowohl die Krankheit als auch die Medikamente eine intensive Hypoglykämie auslösen können. Auf Entstehen von Nebenwirkungen der Malariamedikamente ist besonders zu achten (Röglein 2001: S 842ff).

Bei gastroenterologischen Symptomen wie Übelkeit und Erbrechen soll der Kranke mit ausreichend Flüssigkeit versorgt werden und kann eventuell laut AVO ein Antiemetikum erhalten (Menche 2004: S 752).

Eddleston et al (2006: S 28) schreiben, dass Erwachsene mit schwerer Malaria tropica gewöhnlich 1-3 l isotonische Infusionslösung über die ersten 24 h benötigen.

Bei einem schwer kranken Patienten sind verschiedene **Prophylaxen** durchzuführen, um weitere Schädigungen zu vermeiden. Da der Patient durch das Fieber schwitzt, ist die Dehydrationsprophylaxe mit ausreichender Flüssigkeitsversorgung sehr bedeutend. Bei guter

Hydration wird gleichzeitig einer Obstipation vorgebeugt. Ist der Patient in seinem Allgemeinzustand stark verschlechtert, gewinnen Kontraktur- und Dekubitusprophylaxe an Bedeutung. Die Gelenke des Patienten sollen durchbewegt werden und regelmäßiger Lagewechsel soll gewährleistet sein. Orale Flüssigkeitszufuhr ist wegen der vorhandenen Aspirationsgefahr nur bei vollem Bewusstseinszustand zu empfehlen. Um eine Pneumonie zu verhindern, soll der Patient zusätzlich an tiefes Durchatmen erinnert werden.

4.3. Supportive Therapie bei komplizierter Malaria tropica

Von entscheidender Bedeutung bei komplizierter Malaria tropica sind laut Leitlinien der Deutsche Gesellschaft für Tropenmedizin und internationale Gesundheit (2005) die supportiven Maßnahmen, den vorhandenen Symptomen und Komplikationen entsprechend:

4.3.1. Hypoglykämie

Eine Glucose-Dauerinfusion soll den Kranken mit energiespendender Glucose versorgen.

Engmaschige BZ-Kontrollen sind notwendig.

4.3.2. Anämie

Das *Oxford Handbook of Tropical medicine* (Eddleston et al 2006: S 28) empfiehlt Bluttransfusionen ab einem Hb < 5g/dl.

4.3.3. Gerinnungsstörungen

Eine grundsätzliche Heparinisierung ist laut Eddleston et al (2005: S 28) nicht indiziert, auch nicht bei einer disseminierten intravasalen Koagulation (DIC). Anstatt dessen kann Vitamin K 10 mg zur Normalisierung der Gerinnungswerte i.v. gespritzt werden.

4.3.4. Nierenversagen

Eindeutige Indikationen für eine Akutdialyse sind urämische Symptome, schwere Flüssigkeitsüberladung und deutliche Veränderungen im Elektrolyt- oder Säure-Basen-Haushalt.

Flüssigkeitsmanagement: Bei niedriger Urinproduktion und klinischen Zeichen einer Dehydratation bekommt der Patient Flüssigkeit zugeführt. Um aber nicht zu überwässern, sollte zur Kontrolle der ZVD gemessen werden.

4.3.5. Lungenfunktionsstörungen

Atmung und Kreislauf sollten je nach Zustand regelmäßig überwacht werden.

Auf die Entwicklung eines Lungenödems ist besonders zu achten.

Die Indikation zur Beatmung wird nach üblichen intensivmedizinischen Grundsätzen gestellt.

Eddleston et al (2006: S 29) erinnern daran, auf freie Atemwege zu achten und das Kopfteil des Bettes bei Dyspnoe zu erhöhen.

Bei einem Lungenödem werden Diuretika verabreicht.

4.3.6. Azidose

Die antiparasitäre Therapie führt meist zu einem raschen Ausgleich der Azidose.

Eine alkalisierende Therapie sollte nur ausnahmsweise erfolgen, wenn nach Korrektur einer Hypovolämie und einer Hypoxämie immer noch keine Besserung erfolgt ist.

4.3.7. Herz- und Kreislaufstörungen

Tägliche EKG-Kontrollen sind erforderlich, um Rhythmusstörungen zu erfassen.

Bei Schocksymptomatik ist an Hypovolämie, Lungenödem oder Sepsis zu denken.

Dopamin wird von Eddleston et al (2006: S 29) bei Schocksymptomatik empfohlen.

4.3.8. Zerebrale Malaria

Bei Krampfanfällen empfehlen Krüger und Sanchez (1995: S 87) Diazepam.

Die Gabe von Steroiden ist kontraindiziert, da sie die Komplikationen erhöhen würden.

Bei Verschlechterung des Bewusstseins oder Auftreten neuer neurologischer Symptome ist eventuell eine CT oder MRT-Abklärung erforderlich, um eine intrazerebrale Blutung oder ein Hirnödem auszuschließen.

Eventuell sind eine Intubation und eine Beatmung notwendig.

Eddleston et al (2006: S 29) empfehlen, bei Bewusstlosigkeit den Patienten auf die Seite zu lagern, damit er kein Erbrochenes aspiriert.

Außerdem wird dem Patienten bei Anurie ein Dauerkatheter gelegt.

4.3.9. Blutaustauschtransfusion

Die Blutaustauschtransfusion wird teilweise empfohlen bei hoher Parasitenzahl (>15%) oder bei Parasitenzahlen >5% mit Organkomplikationen. Die Parasitenzahl wird bestimmt durch Parasitenzählung im Blutausstrich.

Lang und Löscher (2000: S 32) schreiben, dass schon seit über 20 Jahren Erfahrungen mit Austauschinfusionen vorliegen, speziell bei zerebraler Malaria mit extrem hoher Parasitämie.

4.4. Patientenbeobachtung

Gerlach et al (2000: S 603) schreiben über Malaria, dass in der Pflege die Patientenbeobachtung oberste Priorität hat:

- **Engmaschiges Messen der Körpertemperatur** bringt einen Überblick über den Fieberverlauf.
- **Engmaschiges Bestimmen von Puls und Blutdruck** lassen Herz- und Kreislaufkomplikationen früh erkennen.
- **Ein- und Ausfuhrbilanzierung** ermöglicht frühes Erkennen einer Nierenbeteiligung.
- **Beobachtung des Bewusstseins**
- Auf **Zeichen einer Blutung** achten wegen Gefahr einer Verbrauchskoagulopathie.

4.5. Medikamentöse Malariatherapie

„Ein allen Situationen gerecht werdendes Arzneimittel existiert nicht. Daher ist ein differenziertes Vorgehen notwendig, das die klinische Situation, die Resistenzlage des Malariaerregers sowie Nebenwirkungen und Wirkung verschiedener Mittel aufeinander berücksichtigt.“ (Krüger/Sanchez 1995: S 84)

Ich möchte auf die Besonderheiten von Quinin, Artemisin, Mefloquin und Chloroquin näher eingehen, die in dem Buch „Oxford Handbook of Tropical Medicine“ (Eddleston et al 2006: S 30f) beschrieben werden. Es gibt viele weitere Malariamedikamente, diese vier sind jedoch die am häufigsten verwendeten.

4.5.1. Chinin

Chinin ist für die Behandlung der M. tropica nach wie vor von großer Bedeutung. Es eignet sich sogar für intravenöse Notfallbehandlung und ist für Schwangere mit M. tropica das Mittel der Wahl. Chinin kann oral, intravenös oder intramuskulär verabreicht werden. Das

Problem bei einer Verschreibung von oralen Chinintabletten ist, dass sie sehr bitter sind, was zu einer schlechten Compliance führt.

Wegen seiner vielen Nebenwirkungen sollte Chinin wenn möglich unter ärztlicher Aufsicht verabreicht werden. Es kommt häufig zu Ohrensausen, Hörminderung, Sehstörungen, Herzrhythmusstörungen und Übelkeit. Nach Beendigung der Therapie sollten diese Beschwerden wieder abklingen (Döring 1998: S 56).

4.5.2. Artemisin

Artemisin hat seinen Ursprung in der chinesischen Heilpflanze Artemisia annua. Sie wird seit Jahrhunderten in der chinesischen Medizin unter dem Namen Qinghaosu verwendet. Artemisin hat eine starke Wirkung auf gegen andere Medikamente resistente Malariaparasiten der Gattung *Plasmodium falciparum* und entspricht in seiner Wirksamkeit etwa der des Chinin. Es gibt sogar Artemisin-Suppositorien. Dieses Malariamedikament hat relativ geringe Nebenwirkungen, ist aber für eine Chemoprophylaxe ungeeignet (Döring 1998: S 56).

Artemisine bilden derzeit das Rückgrad praktisch aller Versuche, die Malaria in den Griff zu bekommen. Es gibt zurzeit keinen wirklichen Ersatz für diese wirksamen Medikamente. In den Jahren 2006 und 2007 wurde unter der Leitung von Univ. Doz. Dr. Nödl vom Institut für Spezifische Prophylaxe und Tropenmedizin der Medizinischen Universität Wien im Westen Kambodschas eine groß angelegte klinische Studie durchgeführt, die im Dezember im renommierten „New England Journal of Medicine“ erschien. Der Sinn dieser Studie war die Untersuchung möglicher Artemisinresistenzen. Anhand der Ergebnisse befürchtet Nödl eine große Gefahr für die Malaria-Bekämpfung, sollte sich die Resistenz der Parasiten gegen Artemisin weiter verbreiten (MedUni Wien 2009).

4.5.3. Mefloquin

Mefloquin ist verwandt mit Chinin und wird gegen multimedikamentenresistente Formen der *P. falciparum* angewendet. Es kann nur oral eingenommen werden und hat neuropsychiatrische Nebenwirkungen. Doch diese Nebenwirkungen werden in schweren Fällen wegen der guten Wirksamkeit in Kauf genommen. Diese Tabletten sollten nicht in frühen Schwangerschaften eingenommen werden und bis drei Monate nach Einnahme sollte eine Empfängnis vermieden werden. Falls Mefloquin schon als Prophylaxe eingenommen wurde, sollte es zur Therapie nicht verwendet werden.

4.5.4. Chloroquin

Chloroquin ist immer noch in den meisten Teilen der Welt Mittel der Wahl für benigne Malariaformen. Für M. tropica wird Chloroquin wegen der weit verbreiteten Resistenzen nicht mehr empfohlen. Vorteilhaft ist, dass Chloroquin billig ist, leicht zu gebrauchen und relativ wenige Nebenwirkungen hat. Chloroquin hilft in Zentralamerika und im Mittleren Osten immer noch bei einer M. tropica. Für Säuglinge steht sogar ein Verdünnungssaft zur Vefügung.

Es gibt kein Medikament, das mit Sicherheit und prompt eine Malaria tropica kurieren kann. Manchmal führt erst die Anwendung durch Injektionen oder Infusionen und eine Kombination verschiedener Mittel nach Tagen zum Erfolg. Wichtig ist in jedem Fall ein frühzeitiger Therapiebeginn (Döring 1998: S 57).

Die Parasitenzahl kann innerhalb der ersten 24 Stunden nach Therapiebeginn steigen. Sollte sich aber nach 48 Stunden kein Rückgang zeigen, muss sofort eine Medikamentenresistenz angenommen werden und mit einem Ersatzmedikament weiter therapiert werden (Eddleston et al 2000: S 30).

4.5.5. Resistenzen

Bei der Durchführung der Therapie und Prophylaxe der Malaria steht heute das Problem der zunehmenden Resistenz der Plasmodien gegen wirksame Malariamedikamente im Vordergrund, vor allem von *P. falciparum*. Am wichtigsten und folgeschwersten ist die Resistenz geben Chloroquin (Lang/Löscher 2000: S30).

Folgende Resistenzgrade sind zu unterscheiden:

R 1: vorübergehendes Verschwinden der Parasitämie mit Wiederauftreten der Parasiten im Blut nach Beendigung der Therapie (Rekrudeszenz)

R 2: deutliche Reduktion der Parasitämie ohne völliges Verschwinden

R 3: keine Beeinflussung der Parasitämie

Bei Vorliegen der Resistenzgrade 1 und 2 (zum Beispiel gegen Chloroquin) kann bei der Therapie ein zumindest vorübergehend guter klinischer Effekt erwartet werden.

4.5.6. Wegweiser für neue Medikamente

Der tropenmedizinische Arbeitskreis und das Biochemie-Zentrum der Universität Heidelberg sind wie viele andere Institutionen der Meinung, dass dringend neue Bekämpfungsstrategien gegen die Malaria erforderlich sind, da ja ein Mittel nach dem anderen seine Schlagkraft einbüßt. Katja Becker-Brandenburg und Heiner Schirmer versuchen mit ihrem Team, zur Lösung des Malariaproblems beizutragen.

In ihrem Artikel „Malaria – mit neuen Methoden gegen eine alte Geißel der Menschheit" (1999) schreiben sie, dass besonders wichtige Aspekte von neuen Malaria-Medikamenten der Preis, die zuverlässige Wirkung gegen alle Arten von Malaria und tolerierbare Nebenwirkungen sind. Der günstige Preis ist deshalb so wichtig, weil ja die Malaria besonders in armen Ländern sehr verbreitet ist und die Menschen dort wirklich kein Geld haben, um teure Medikamente zu kaufen.

Der einzelne Mensch entwickelt keinen dauerhaften Immunschutz gegen die Malaria. Der einzige biologische Schutz gegen diese Erkrankung sind erbliche Erythrozytenkrankheiten wie beispielsweise die Sichelzellanämie oder die Thalassämie. Diese Krankheiten haben gemeinsam, dass bei einer Malariainfektion die Parasiten einem verstärkten oxidativem Stress ausgesetzt sind und daraufhin zu Grunde gehen.

„Diese Beobachtungen legen nahe, den oxidativen Stress als chemotherapeutisches Prinzip gegen Malaria zu postulieren. **Ziel unserer Arbeiten ist es demnach, die vor Malaria schützenden Mechanismen der erblichen Erythrozytenkrankheiten durch Medikamente nachzuahmen – vorübergehend, für die Dauer der Malariagefährdung oder -therapie."**

Die Bemühungen richten sich darauf, das Enzym Glutathionreduktase zu hemmen, das in den Malariaparasiten sehr aktiv ist.

Methylenblau wurde bereits 1891 von Paul Ehrlich und Paul Guttmann als Malariamittel verwendet. Es hemmt die in menschlichen Zellen vorkommenden Glutationereduktase nur wenig, die in Malariaparasiten aber umso mehr. Methylenblau ist gleichzeitig das erste Chemotherapeutikum der Geschichte. Diese Substanz geriet aber lange in Vergessenheit.

Becker-Brandenburg und Schirmer rechneten sich aus, dass die für die Malariatherapie notwendige Wirkstoffmenge pro Patient etwa 10 Cent kosten würde.

Sie arbeiten weiter an diesem Wirkstoff und hoffen, dass er bald wegen der guten klinischen Wirkung und der Erschwinglichkeit vielen Malariapatienten zugutekommen wird.

Auf der Suche nach aktuellen Forschungen zu Methylenblau fand ich auf der Homepage PubMed einen aktuellen Artikel (Buchholz et al 2008), bei dem interessanterweise Katja Becker-Brandenburg und Heiner Schirmer auch integriert sind. Sie berichten von neuen relevanten pharmakologischen Daten über das Methylenblau und auch von einem neuen Abkömmling, dem Leukomethylenblau, das ein interessanter Medikamtenkandidat wäre.

Die Ergebnisse werden derzeit in zellpathologischen und klinischen Kontexten diskutiert.

4.6. Meldepflicht

Malaria gehört nach dem Epidemiegesetzt 1950 (Infektionsnetz 2009) zu den meldepflichtigen Krankheiten in Österreich. Bei Erkrankung und Sterbefall muss innerhalb von 24 Stunden die Anzeige an die zuständige Bezirksverwaltungsbehörde, in deren Gebiet sich der Betroffene aufhält beziehungsweise der Tod eingetreten ist, gemacht werden.

5. Möglichkeiten der Prophylaxe

Die große Bedeutung der Malariaprophylaxe wird anhand der hohen Zahlen von Morbidität und Mortalität deutlich. Um das Risiko einer Malariaerkrankung zu senken, gibt es verschiedene Möglichkeiten, die hier nun behandelt werden.

5.1. Expositionsprophylaxe (Mückenschutz)

Im Allgemeinen wird die Bedeutung der Maßnahmen, Mückenstiche zu vermeiden, unterschätzt. Bei Beachtung der Grundregeln der Expositionsprophylaxe ist davon auszugehen, dass das Infektionsrisiko mindestens um das Zwanzigfache vermindert werden kann (Lang/Löscher 2000: S 618).

„Es sollen alle Möglichkeiten genutzt werden, sowohl den Kontakt zwischen Menschen und Moskitos als auch die Zahl der Moskitos zu vermindern.“ (Döring 1998: S 48)

5.1.1. Allgemeine Maßnahmen

Die Anophelesmücken stechen meist zwischen Sonnenuntergang und Sonnenaufgang. Deshalb ist der **Aufenthalt im Freien zwischen Abend- und Morgendämmerung** nach Möglichkeit zu vermeiden. Die **Kleidung** spielt auch eine besondere Bedeutung. Lange Ärmel, lange Hosen, Strümpfe und Schuhe und möglichst helle, nicht eng anliegende Kleidung sind optimal (Lang/Löscher 2000: S 618).

Ein weiterer wichtiger Punkt ist, die Bevölkerung darüber aufzuklären, dass unnötige **offene Wasserstellen** Brutplätze für Malariaüberträger sind. Die Anophelesmücken legen ihre Eier in stehende Gewässer. Seen, Pfützen und Lachen in der Nähe des Wohnhauses sollen gesäubert werden. Es hilft, ein wenig Öl in diese Gewässer zu schütten (Werner 2001: S 141). Jede unnötige Wasseransammlung soll vermieden werden (Döring 1998: S 50).

Wenn möglich, sollten Fenster des Hauses, vor allem die der Schlafräume mit feinem **Fliegendraht** gesichert werden. Es ist zweckmäßig, zusätzlich zur normalen Haustür eine leichte Lattentür anzubringen, die ebenfalls mit Fliegendraht bespannt ist. Das ermöglicht ein Lüften, ohne dass Insekten in das Haus gelangen (Döring 1998: S 48).

Auch die Übernachtung in Zimmern mit **Klimaanlage** bietet einen Schutz vor Mückenstichen (Braun et al 2005: S 178).

5.1.2. Repellents

Repellents sind Substanzen, die auf die ungeschützten Stellen der Haut aufgetragen werden können und die betroffene Person somit vor Mückenstichen schützt. Diese Insektenschutzmittel gibt es in Form von Salben, Flüssigkeiten oder Sprays. Sie schützen für einige Stunden vor Moskitos, wobei die Wirkdauer durch starkes Schwitzen verringert wird. (Döring 1998: S 49f).

Beispiele für Repellents sind Autan® oder Nobite® Haut sensitiv. Sie werden bereits von der WHO empfohlen. Die Kombination von imprägnierter Kleidung mit einem Repellent bietet den höchstmöglichen Schutz gegen Moskitos (Institut für Mediz. Information unter Mitarbeit der Infektiologie Freiburg 2005).

5.1.3. Moskitonetze

Moskitonetze sind unerlässlich, wenn der Schlafraum nicht absolut mückensicher ist. Das Netz darf kein Loch aufweisen, muss überall gut geschlossen sein und soll unter der Matratze eingeklemmt werden (Lang/Löscher 2000: S 618).

Anophelesmücken suchen stundenlang Moskitonetze nach Lücken ab. Sie stechen aber auch durchs Netz hindurch in anliegende Körperteile (Döring 1998: S 49).

5.1.4. Insektizide

Insektizide haben einen direkten toxischen Effekt auf das Nervensystem von Insekten. Sie können angewandt werden in Form von Verdampfern, Räucherspiralen und Aerosolen. Auch Kleidung kann mit Insektizid (**Nobite® Kleidung**) imprägniert werden. (Braun et al 2005: S 178)

Moskitos, die im Haus rasten, halten sich tagsüber gern an dunklen Plätzen auf. Diese können mit **Insektenspray** bekämpft werden. Besprühte Räume sollten jedoch einige Stunden lang nicht betreten werden. Danach ist gute Belüftung notwendig. Ebenso erwirken **elektrische Verdampfergeräte** gute Erfolge. **Moskitospiralen** glimmen etwa 8 Stunden. Sie sollten in geschlossenen Räumen jedoch nur gelegentlich und kurzfristig verwendet werden (Döring 1998: S 49).

5.1.5. ITN (Insecticid-treated nets)

ITNs sind insektizidbehandelte Moskitonetze.

Zur Imprägnierung werden Pyrethroide verwendet. Derart imprägnierte Moskitonetze haben sich zur Mückenvernichtung sehr bewährt. Da schädliche Nebenwirkungen auf den Benutzer nicht nachweisbar sind, werden sie von Tropeninstituten und auch von der Weltgesundheitsorganisation (WHO) empfohlen. Aus dem getrockneten imprägnierten Gewebe dieser Moskitonetze geht praktisch überhaupt nichts von der Substanz durch Einatmen oder Berühren auf den Menschen über (Döring 1998: S 49).

Laut Braun et al (2005: S 178) haben imprägnierte Moskitonetze eindeutig eine größere protektive Wirkung als nichtimprägnierte Netze. Sie können sogar gewaschen werden und tolerieren kleine Löcher und Risse.

Rugemalila et al (2006) erwähnen in ihrer Studie, dass in den vorangehenden drei Jahren die Anzahl der verteilten insektizidbehandelten Netze in 14 afrikanischen Ländern um das zehnfache angestiegen ist.

Bhattarai et al (2007) schreiben in ihrer Arbeit über den Einfluss der ITNs auf die Malarialast in dem afrikanischen Land Zanzibar, dass seit Anfang 2006 Kinder unter 6 Jahren und Schwangere freien Zugang zu insektizidbehandelten Moskitonetzen haben. Und obwohl Zanzibar ein Malariaendemie-Gebiet ist, wurde durch diese Aktion in Kombination mit dem Angebot einer freien artemisinbasierenden Kombinationstherapie bei Malaria innerhalb von zwei Jahren ein dramatischer Rückgang der Morbidität und Mortalität an Malaria erreicht. Ein zehnfacher Rückgang der Malariaparasitenprävalenz in Zanzibar ist das Ergebnis.

5.2. Chemoprophylaxe

Die Malariaprophylaxe durch Einnahme von Medikamenten wird Chemoprophylaxe genannt. Diese ist erschwert durch die Verbreitung von Resistenzen, die je nach Region unterschiedlich sind.

Eine Chemoprophylaxe ist bei Reisen in Malariagebiete grundsätzlich empfehlenswert und kann das Risiko der Erkrankung an Malaria wesentlich reduzieren.

Die Entscheidung über die Art der Malariaprophylaxe muss anhand des konkreten Reiseziels sowie der Reisezeit und der Reisedauer vom Arzt individuell entschieden werden, wobei auch die persönlichen Umstände (Vorerkrankungen, Unverträglichkeiten usw.) berücksichtigt werden (Lang/Löscher 2000: S 618f).

Durch die prophylaktische Einnahme von Malariamedikamenten wird eine weitere Entwicklung von Malariaerregern, die in den Körper gelangt sind, unterdrückt, sodass es nicht zu Krankheitserscheinungen kommt (Döring 1998: S 50).

Eddleston et al (2006: S 34) schreiben, dass Reisende in Malariagebiete eine Woche vor Reisebeginn mit der Chemoprophylaxe beginnen und bis 4 Wochen nach Heimkehr die Einnahme fortführen sollten.

Man unterscheidet bei der Chemoprophylaxe zwischen **Regelmedikation** (kontinuierliche Chemoprophylaxe) und **Notfallmedikation** (Stand-by Prophylaxe).

5.2.1. Regelmedikation

Die Regelmedikation wird kontinuierlich eingenommen, um eine Malariaerkrankung zu verhindern. Als Chemotherapeutika stehen **Chloroquin, Proguanil, Mefloquin** sowie **Doxycyclin** und eine **fixe Kombination von Proguanil und Atovaquon (Malarone®)** zur Vefügung. In einer groß angelegten Studie über die Verträglichkeit der verschiedenen Malariaregelmedikationen bei nichtimmunen Reisenden wurde belegt, dass Doxycyclin sowie Malarone® signifikant weniger befürchtete Nebenwirkungen haben wie andere Chemotherapeutika. Chloroquin bindet sich an Melanin in der Retina und führt bei längerer Einnahme zu Sehverschlechterung bis zur Erblindung (Braun et al 2005: S 179).

In Gebieten mit hohem Malariarisiko und häufiger Chloroquinresistenz bietet eine Prophylaxe mit Mefloquin derzeit den besten Schutz (Lang/Löscher 2000: S 619).

Laut Lang und Löscher (2000: S 619) ist Doxycyclin als Chemoprophylaxe für Schwangere ungeeignet.

5.2.2. Notfallmedikation

Die notfallmäßige Selbsttherapie steht bei Reisen in Gebiete mit geringem Übertragungsrisiko, bei bekannter Unverträglichkeit einer Chemoprophylaxe und bei kurzfristiger Malariaexposition als Möglichkeit zur Verfügung. Sie wird auch Stand-by Prophylaxe genannt. Bei dieser Therapieform hat die betroffene Person immer ein Malariamedikament mit sich und nimmt bei malariaverdächtigen Symptomen dieses sofort ein und sucht so bald wie möglich ärztliche Hilfe auf.

Zur Notfalltherapie eignen sich unter anderem **Chloroquin** (bei Chloroquin 150mg: 4 Tabletten initial, dann nach 6 Stunden 2 Tabletten, am Tag 2 und 3 jeweils 2 Tabletten, insgesamt 10 Tabletten), **Mefloquin** (bei Mefloquin 250mg: initial 3 Tabletten, nach 6-8 Stunden 2 Tabletten, nach weiteren 6-8 Stunden 1 Tablette, insgesamt 6 Tabletten) und **Malarone®** (bei Malarone® 250mg/100mg: jeweils 4 Tabletten an 3 aufeinander folgenden Tagen). Doxycyclin und das alleinige Proguanil sind zur notfallmäßigen Selbsttherapie ungeeignet (Braun et al 2005: S 179).

5.2.3. Kritische Meinungen über Chemoprophylaxe

Eddleston et al (2006: S 34) schreiben, dass Chemoprophylaxen gegen Malaria kaum einen vollen Schutz bieten und dass der Schwerpunkt immer darauf liegen sollte, Moskitostiche zu reduzieren.

Döring (1998: S 51) schreibt, dass gegen eine Langzeiteinnahme von Medikamenten zur Vorsorge verbreitete und begründete Vorbehalte bestehen. Im Falle der Malariaprophylaxe gilt dies wegen der möglichen Nebenwirkungen wie auch wegen des Phänomens der Resistenzentwicklung der Erreger. Durch die massenhafte Anwendung eines Medikamentes zur Prophylaxe kommt es früher oder später zu einer Auslese von Erregerstämmen, die gegen dieses Mittel widerstandsfähig sind. Dieses verliert dann für die Prophylaxe ihren Wert. Es ist also sinnvoll, alle nichtmedikamentösen Möglichkeiten der Vorsorge auszuschöpfen.

Behrens et al (2007) schreiben in ihrer Studie, dass das Risiko für Nebenwirkungen der Chemoprophylaxe signifikant höher ist als das Risiko, an berühmten Touristenzielorten in Zentral- und Südamerika (zum Beispiel Mexico) an einer Malaria zu erkranken. Sie empfehlen Reisenden die Notfall-Selbsttherapie, da hierdurch eine lebensbedrohliche Falciparummalaria verhindert werden kann und die Nebenwirkungen einer exzessiven Chemoprophylaxe fehlen.

Ein weiteres Problem ist, dass viele Reisende die vorgeschriebenen Malariamedikamente gar nicht erst einnehmen und dass die Compliance aufgrund der zahlreichen Nebenwirkungen schlecht ist. Dies zeigt eine Studie, die 2004 in Österreich gemacht wurde (El Belazi/Klein 2005):

2004 gab es in Österreich 54 Malariafälle. Von diesen 54 Erkrankten nahmen 13 Personen eine Chemoprophylaxe ein. Doch nur 3 von diesen 13 Personen nahmen die Medikamente korrekt ein. 5 haben die Einnahme abgebrochen, 3 hatten eine unregelmäßige Einnahme und bei 2 gibt es keine nähere Information.

12 von diesen 13 nahm als Chemoprophylaxe Lariam® (Mefloquin) und eine Person Malarone®.

5.3. Immunoprophylaxe

Während den letzten drei Jahrzehnten gab es großes Interesse in der Forschung und Entwicklung von Malaria-Impfstoffen. Die bisherigen Forschungsergebnisse zeigen, dass sich Malaria-Impfstoff-Kandidaten nicht nur in ihren biologischen Eigenschaften, sondern auch in ihrer möglichen Anwendung unterscheiden werden.

Sporozoiten-Impfstoffe (Präeryhtrozytärphasen-Impfungen) würden generell eine Malariainfektion vermeiden. **Blutphasen-Impfstoffe** (Asexuellphasen-Imfpungen) würden die Weiterentwicklung der Erkrankung verhindern und **Gametozyten-Impfstoffe** (Sexuellphasen-Impfungen) würden eine Malariaübertragung verhindern. (Rugemalila et al 2006).

Doch die Versuche der Entwicklung eines Impfstoffes werden dadurch erschwert, dass der Parasit seine Form während der Infektion mehrmals verändert (Innovationsreport 2006).

Auf meiner Suche nach Forschungsergebnissen im Bereich von prophylaktischen Malariaimpfungen bin ich auch mehrere interessante Ergebnisse und Studien gestoßen, wobei ich zwei wichtige Impfstoffkandidaten herausgenommen habe.

5.3.1. SPf66

SPf66 ist eine Substanz, die von Manuel Elkin Patarroyo, einem kolumbianischen Biochemiker und Mediziner, 1987 entwickelt wurde. Diese Substanz, bestehend aus Peptidketten aus der Zelloberfläche der Parasiten, soll eine Fähigkeit haben, Malariaparasiten abzuwehren. Doch bis heute kann niemand erklären, wie und weshalb diese Peptidketten gegen Malariaerreger wirken sollen und das ruft Bestürzung hervor. Am 31.Oktober 1994 bekam Patarroyo den deutschen Robert-Koch-Preis als Anerkennung für seine Ergebnisse, nachdem er der WHO sogar die Nutzungsrechte für seinen Impfstoff geschenkt hat (Henschel 1995: S 125ff).

Doch Diesfeld et al (2003: S 84) schreiben acht Jahre später, dass der in Kolumbien entwickelte Impfstoff SPf66 in kontrollierten klinischen Studien bei Kindern in Tansania, in Gambia und Thailand keine oder eine nur unzureichende Wirksamkeit erwies.

Laut Graves und Gelband (2002), die eine umfassende randomisierte kontrollierte Studie mit 10,971 Teilnehmern durchführten, hatte der Wirkstoff SPf66 in vier afrikanischen Erprobungen keine effektive Wirkung. Weiters schreiben sie, dass es außerhalb von Afrika trotzdem einen mäßigen Rückgang an Falciparummalariaattacken gibt bei vorangehender SPf66-Impfung.

5.3.2. RTS,S/AS02D

RTS,S/AS02D gehört zu den Sporozoiten-Impfstoffen. In Medknowledge, einem Forum für Fachkreise (2007), wird angegeben, dass unter den 50 verschiedenen derzeit in Entwicklung stehenden Malariaimpfstoffen die RTS,S-Impfung die vielversprechendste ist.

Diese Substanz zeigte laut Pedro Alonso (2007), der das zuständige internationale Medizinerteam an der Universität Barcelona leitet, keine Nebenwirkungen an 214 afrikanischen Kleinkindern und rief eine deutliche Immunantwort hervor. Letzteres ist ein Zeichen, dass sich das Immunsystem gegen den Krankheitserreger, den Parasiten Plasmodium falciparum, gewappnet hat. Die aktuelle Studie wird von der Bill-und-Melinda-Gates-Stiftung unterstützt. Impfstoffentwickler ist der Pharmakonzern Glaxo SmithKline, der bis zum Jahr 2011 einen effektiven Impfstoff auf den Markt bringen will.

Tanner und Alonso (1995) schreiben, dass im Moment die wesentliche Forschungsaufgabe ist, die vorhandenen Impfstoffe zu verbessern und nach neuen Impfstoffen zu suchen, die eine bessere Wirksamkeit erzielen.

5.4. Alternative nichterforschte Methoden

5.4.1. Wie sich Missionare in Senegal zu helfen wissen

Eine Bekannte von mir verbrachte ein freiwilliges soziales Jahr in Senegal. Sie erzählte mir, dass die Missionare dort eine ganz eigene Art haben, um Malaria vorzubeugen. Zweimal in der Woche kochen sie sich einen Tee mit einem Papayablatt. Dieser wird kochend aufgegossen, muss ziehen und wird dann getrunken. Der Tee schmeckt sehr bitter, soll aber wirksam sein. Diese Information wurde mir mündlich überliefert und hat keinen Anspruch auf Wissenschaftlichkeit.

5.4.2. Pflanzliche Produkte

Botanische Produkte wie **Citronella** oder **Eukalyptusöl** bieten nur einen kurzfristigen Schutz von 15-20 Minuten. Außerdem gibt es Berichte über die gute Wirksamkeit von verzehrtem

Knoblauch. Der aus der Haut ausströmende Geruch soll Insekten fern halten (Döring 1998: S 50).

6.Interviews mit Malariabetroffenen

Da in meinem Bekanntenkreis einige Menschen sind, die die Malaria schon selbst erlebt haben, entschloss ich mich dazu, mit drei von diesen Menschen ein Interview durchzuführen. So sollte ein besserer und realer Eindruck entstehen, was es bedeutet, diese Krankheit zu haben. Es soll dargestellt werden, wie diese drei Menschen Erleichterung erfahren haben und welche Pflegemaßnahmen ihnen gut getan haben.

Im Voraus erstellte ich einen Interview-Leitfaden, an dem ich mich während dem Gespräch orientierte. Dieser Leitfaden ist im Anhang zu finden. Ich stellte aber auch spontane Zwischenfragen und ließ die Betroffenen frei erzählen, ohne sie streng an die gestellte Frage zu erinnern. Die ersten zwei Interviews dauerten im Durchschnitt 25 Minuten. Sie wurden aufgezeichnet und regelhaft transkribiert. Der Vorarlberger Dialekt wurde allerdings in verständliches Deutsch umgewandelt. Das dritte Interview wurde, da es nicht anders möglich war, über Emailkontakt durchgeführt.

Die Befragten wurden über den Datenschutz aufgeklärt, waren einverstanden, dass ich ihren Vornamen und ihr Alter angebe und hatten die Möglichkeit, das niedergeschriebene Interview auf Richtigkeit zu überprüfen.

6.1. Interview mit Ernst (85 Jahre)

Datum: 24.02.2009

Dauer: 22, 29 Minuten

Wo und wann hast du dich mit der Malaria infiziert?

Ja, ich, dein Großvater war im Jahre 1943, anfangs 43, wo Stalingrad gefallen ist, als junger Soldat mit 19 Jahren am Nordwestkaukasus. Und das ist gleich gegenüber der Halbinsel Kertsch und ist ein Depressionsgebiet. Das heißt, das Depressionsgebiet ist tiefer als das Schwarze Meer und dort ist es ganz sumpfig. Weil es ja tiefer liegt als wie der Meeresspiegel. Und dort haben wir halt müssen, dort war unsere Front. Das war anfangs Jänner 43 und war eine sehr für uns schlimme Zeit. War kalt und alles aber es ist dann Frühjahr geworden und im Frühsommer wird es dann heiß da unten. Weil es ja sehr südlich liegt. Und dort haben wir dann direkt zum Teil im Wasser geschlafen, das heißt mit viel Schilfrohren zusammengebunden in Bündeln, damit wir überhaupt am Boden schlafen konnten. Da mussten wir solche Schilfbündel anfertigen und die haben wir zusammengebunden und dann waren die so einen halben Meter dick und dann ist das Wasser vielleicht bis halb hinaufgegangen, sodass wir, wenn wir Glück hatten, im Trockenen zum Teil liegen kamen.

Jetzt natürlich, wenn die Wärmeeinbrüche gekommen sind, hat es auch 20, 30 Grad dann im Frühsommer Temperaturen gegeben und dann haben sich diese Mücken, hat sich diese Mückenplage mit den Anopheles, oder wie sie heißt, der Malariamücke halt, sind sie gekommen. Da haben wir eine Mordsplage gehabt. Wir haben natürlich keine, waren nicht ausgerüstet, wir haben keine Moskitonetze gehabt und ich habe halt wahrscheinlich ein süßes Blut gehabt.

Und eine solche Anopheles, oder wie sie heißt, die Weiber sind es ja, die Mädchen, die haben mein süßes Blut gekostet (lacht).

Aber das war dann ungefähr im Mai 1943 und wir waren im Kampfgebiet und dann, wie ist jetzt das gewesen… Und dann wurde ich verwundet dann auch…

Und dann haben wir dann auch gekämpft, schwere Kämpfe gehabt. Es war eine schlimme Zeit für uns und dort bin ich dann einige Male verwundet worden und aber mittlerweile bin ich dann 16 Monate nicht mehr zuhause gewesen. Da konnt´ ich in Urlaub nach Hause fahren für 14 Tage, 3 Wochen. Dann musst´ ich wieder hinunter und dann hab ich eine schwere Verwundung bekommen, zum Glück muss ich sagen, mit Granatsplittern, sodass ich so schwer verletzt war, dass ich ins Heimatlazarett nach Deutschland überführt wurde. Das war ungefähr Mitte August. Aber das interessante ist, ich kam dann ins Heimatlazarett, da wurden die Granatsplitter behandelt. Da war ich in Hessen im Sauerland, in der Nähe von Padderborn, und das war so eine ländliche Gebirgsgegend. Das war so ein Marienkrankenhaus, weil es ja katholische Umgebung war. Dort hat man uns dann ärztlich betreut und auf einmal krieg ich dann irgendwie Schüttelfröste und hohes Fieber und dann hat der Arzt festgestellt, dass ich eben Malaria habe. Aber ich konnte mir nicht vorstellen und das musst du abklären, das ist der Angelpunkt, dass ich zwei Monate oder anderthalb Monate, oder ein Monat später, dass halt die Inkubationszeit so lang war. Ich konnte mir nicht vorstellen, dass diese Inkubationszeit so spät erst zustande kam. Und dann hab ich große Fieberschübe bekommen, bis 41 Grad. Es war die Malaria tertiana. Das heisst, Tertia, jeden dritten Tag kommt dieser Fieberanfall, dieser Fieberschub. In den afrikanischen und südlicheren Ländern haben sie dann die Malaria tropica, da sterben dann viele. Die kommen aus den Fieberschüben nicht heraus, weißt du? Und bei uns hat es dann wieder nachgelassen.

Bei diesem Fieberschub kriegst du wahnsinnige Schüttelfröste. Da kann man 5 Decken auf dich werfen, es friert dich immer. Das sind ja Bakterien, was die Mücke da in deinen Körper hineinspritzt. Und dann hat man uns behandelt mit Chinin, so ist es mir in Erinnerung. Chinin ist ja ein Gift, wie ein Rauschgift oder was es ist. So ein weißes Pulver. Und Plasmoschin-Kuren. Das waren dann so kleine Tabletten. Die Ärzte wissen, was das ist. Ich sprech´s vielleicht nicht richtig aus. Und dort hat man uns das immer jeden Tag verabreicht. Und mit der Zeit, ungefähr nach einem Monat, hat es dann wieder nachgelassen.

So lang hat´s gedauert?

Ja, so lang hat´s gedauert. Und ich hab noch Jahrzehnte nachher je nach Witterungsumschlag, noch im verheirateten Zustand, zuhause, so leichte Schüttelschübe, keine Fieber, aber Schüttelschübe bekommen und ich habe geglaubt, dass das Auswirkungen waren von dieser Malariainfektion seinerzeit.

Glaubst du das oder hat das ein Arzt mal bestätigt?

Ja, das ist erwiesen ärztlich. Drum kann einer, der Malaria gehabt hat, nie Blut spenden. Weil die Gefahr immer da ist, dass die Malariaerreger zu gewissen Prozentsätzen immer noch im Blut sein könnten. Ich durfte nie Blut spenden, auch wo ich noch ein junger Mann war…

Und wann hast du das letzte Mal Malaria gehabt? Oder so einen Schub?

Ja, Jahrzehntelang… Aber jetzt ist es abgeflacht. Bis ich 50, 60 Jahre alt war, habe ich gemerkt, dass ich Fröstelschübe habe, mit leichtem Fieberanfall, aber nicht mehr natürlich in dem Ausmaß wie früher.

Ja, ich war als Soldat froh, dass ich zu meinen Verwundungen noch dieses zusätzliche Handicap der Krankheit der Malaria bekommen hab, weil ich gewusst habe, dass mich das noch 2, 3 Monate weiter hinausschiebt in meiner Genesung und das war auch so der Fall, oder?

Also Prophylaxen habt ihr gar keine gemacht, oder? Im Krieg natürlich!

Vorsorge? Aha, Prophylaxe ist Vorsorge. Nein, das hat es nicht gegeben. Das hat man vielleicht denen gegeben, wo in Afrika waren aber bei uns, obwohl, sie sicher auch viele Ausfälle gehabt haben. Aber da ist die Medizin noch nicht so und man hat die Mittel nicht gehabt, verstehst du?

Sicher!

Für uns war´ s gut, dass es keine gegeben hat. Verstehst du?

Und wie hast du die Malaria erlebt, wo du so richtig drinnen warst das erste Mal?

Ja, das waren wahnsinnige Schüttelfröste und Fieberattacken. Bis zu 41 Grad Fieber. Und es kann passieren, wenn einer ein schwaches Herz hat, dass man dann einen Herzfehler mit aufliest. Herzfehler hab ich einen gehabt aber ich glaub, das ist schon vorher gewesen, ich glaub schon bevor ich im Krieg war…

Ich war aber trotzdem ein Klasse 1 Soldat, da hat man´s dann nicht mehr so genau genommen, verstehst du?

Okay, und zwischen den Malariaschüben, wie hast du dich da gefühlt?

Ja, da war´s dann wieder besser natürlich. Eine Zeitlang sehr müde und erschöpft. Man war ja aber ein junger Soldat mit 19, 20 Jahren, oder? Man hat sich dann doch wieder erholt. Und wir mussten ja nicht arbeiten oder eine Pflicht erfüllen. Bettlägrig war man halt und geschwächt natürlich.

Ja, ja, so ist das gewesen.

Und hast du das Gefühl gehabt, dass du richtig schwer krank warst?

Oder war´s eher wie eine Grippe?

Es ist ähnlich wie eine Grippe, du bist schlapp und erschöpft durch die Fieberattacke, aber sonst irgendwie, wir waren froh, dass man uns nicht wieder hinausgeschickt hat. Natürlich, die andere Genesung war auch noch nicht so weit. Ich hab einen halbsteifen Fuß gehabt, dann ist immer ein Masseur gekommen…

Ich war halt nicht mehr gehfähig und das war ein glücklicher Schuss… (erzählt von seiner Kriegsverletzung)

Ich hab da noch eine Frage: Wie wurdest du gepflegt, wie du damals die Malaria bekommen hast das erste Mal? Was haben sie dort in dem Lazarett gemacht?

Ja, mein Gott, das war das Marienhospital, das war krankenhausähnlich wie im Bregenzerwald. Die Sanitätsschwestern waren da und auch Ärzte. Und wenn die Flieger kamen, die englischen Flugzeuge, Bombardementflugzeuge…

Ja, man hat uns halt Medikamente gegeben und die Koststelle und wenn die Flieger gekommen sind, dann haben sie uns immer aus dem Trakt heruntergenommen, zuerst die schwangeren Frauen, in den Luftschutzkeller hineingepackt und uns haben sie dann auch noch nachträglich geholt. Aber es war dort kein Bombardement, es war kein strategischer Punkt.

Aber was hat man gegen das Fieber gemacht?

Ja, gegen´s Fieber hat man da immer wieder diese angesprochenen Medikamente gegeben und viel Tee musste man trinken, Fruchttee, einfach viel trinken. Da haben die jungen Menschen, die Schüler den Sanddorn und solche Tees sammeln müssen, wo wir dann trinken konnten.

Und so Wickel haben sie nicht gemacht?

Nein, nein, sie haben nur Decken auf uns geworfen, eine Art, dass du nicht so frieren solltest, aber es war irgendwie nur zum Schein, genützt hat es nichts. Das Fieber war einfach im Körper und das hat hin- und hergefedert. Aber wie gesagt, jeden dritten Tag ist es gewesen.

Und die Medikamente, haben die gleich geholfen? Hat man das gespürt?

Ja, die hat man schon gespürt, dass es eine Linderung wieder gibt.

Und ich weiß auch nicht, dass einer irgendwie gestorben wär. Ja, man hat´s überstanden. Wir waren ja junge Kerle, oder?

Weil du ja die Malaria erlebt hast, wie würdest du jetzt jemanden pflegen mit Malaria? Wenn ich jetzt zum Beispiel Malaria hätte!

Ja, mein Gott. Ich würde dich auch mit Deckenbehang behandeln, mit viel Flüssigkeit, Tees, Gesundheitstees. Und natürlich mit den derzeitigen heutigen Medikamenten, die heute weit fortgeschrittener sind als damals.

Oder? Anders kann man nicht tun. So ist das! Mehr kann ich nicht sagen.

Super! Danke, Opa!

6.2. Interview mit Natalie (25 Jahre)

Datum: 26.02.2009

Dauer: 26,18 Minuten

Wo und wann hast du dich mit der Malaria infiziert?

Also es war im Februar vor 2 Jahren in Uganda und ja, allerdings ist es erst 2 Wochen nach meinem Aufenthalt in Uganda ausgebrochen. Wo genau weiß ich nicht. Ich weiß bloß, dass wir immer brav unter dem Netz gelegen sind. Weil es hat ja geheißen, wir sollten da unterm Netz schlafen. Das Problem ist halt, wenn du das nicht gewohnt bist, dass man grad und ruhig schlafen muss. Also für mich war die Herausforderung, bevor ich eingeschlafen bin, hab ich mir immer ganz lang eingeredet: Schlaf ja ruhig, komm nicht ans Netz, schlaf ja ruhig!

Aber demnach muss ich mich doch irgendwie so hingedreht haben, dass ich am Netz gelegen bin und dann nützt das Netz ja gar nichts. Es gibt die Zeit, wo die Dämmerung ist, da sind die Mücken am aktivsten anscheinend und dann halt in der Nacht eben. Ja, ich weiß nicht genau, wo und wann sie mich gepiekst haben. Ich weiß bloß, dass wir, wo wir auf dem Hillside College waren, da haben wir im Krankenhaus übernachtet, wir haben ein Bett im Krankenhaus bekommen. Da weiß ich, dass ich ein paar Mückenstiche gehabt hab. Und dann ist aber nie was ausgebrochen und dann hab ich mir gedacht: Super, dann waren´s normale Mücken. Ja, da kann natürlich schon eine dabei gewesen sein, da waren sie richtig aggressiv.

Das ist dort so auf einem kleinen Berg, halt Hügel und da ist es noch ziemlich, wie soll ich sagen, halt da hat´s viele Bäume gegeben.

Was hast du eigentlich in Afrika gemacht?

Also ich war in Afrika für fast 4 Wochen. Da haben wir ein Bauprojekt gemacht von unserer Gemeinde aus. Wir waren erst gut 2 Wochen in Massindi, da haben wir eine Kapelle gebaut und eben die letzten paar Tage waren wir auf dem Hillside College und haben dort an der Schule wieder geholfen, dort ein bisschen zu arbeiten. Wir Frauen waren jetzt nicht so aktiv wie die Männer... (beschreibt die Bauarbeit dort)

Auch in unserem Zimmer haben wir voll viele Falter und Geckos gehabt.

Und wie ist es dann gekommen, dass du dann die Malaria bekommen hast oder wann?

Also nachdem wir zurückgeflogen sind, gut 2 Wochen danach, hab ich auf einmal in der Arbeit gemerkt, dass mir ganz heiß geworden ist und ich denk mir: „Meine Güte, was ist denn jetzt los?“ So ein richtiger Schub. Und dadurch, dass aber vorher einige Kolleginnen von mir grippekrank waren und deswegen auch ausgefallen sind, hab ich halt natürlich gedacht, es hat mich erwischt mit Grippe. Wir haben Winter gehabt, ich bin vom Sommer in den Winter gekommen, alle waren krank und da hustet dich jemand mal an und dann könntest du es ja rein theoretisch auch schon haben. Und drum hab ich mir gedacht: Ja, jetzt hat´s mich auch erwischt, Grippe. Und dann hab ich mich selber einfach auf Grippe behandelt, weißt eh, Aspirin komplex oder wie das heißt. Dann ist es kurz besser geworden und dann zwei Tage danach hab ich wieder voll den Schub bekommen. Da hab ich dann richtig gezittert und ich bin am Patient gesessen und dann war mir so heiß, ich hab richtig geschwitzt auf meinem Stuhl. Wie wenn mich jemand mit einem Wasserkübel angespritzt hätt, ich war pfletschnass. Und dann schaut mich der Chef an und sagt so: „Du schaust nicht gut aus.“ Und ich so: „Ich fühl mich auch nicht so gut.“ Ich weiß nicht, wie ich ausgeschaut hab, ich muss käseweiß gewesen sein. Und dann kurz darauf war mir dann eiskalt. Also so was hab ich noch nie gehabt und ich hab aber früher auch noch nie so richtig Grippe gehabt. Und dann hat der Chef gesagt: „Nein, so kann er mich nicht arbeiten lassen. Ich soll jetzt heimfahren.“ Ich hab auch voll gezittert. Wie ich heimgekommen bin, das weiß ich nicht. Mir ist es so schlecht gegangen, ich hab fast nichts mehr gesehen. Ich weiß nicht, ob das ein Fieberschub war. Und daheim hab ich mich eben weiter auf Grippe kuriert, hab mich halt ruhiggelegt und so. Und innerhalb kürzester Zeit hab ich das Bett vollgeschwitzt, dann bin ich auf die Couch gelegen, die war gleich vollgeschwitzt, dann bin ich wieder ins Bett. Meine Freundin hat zu mir gesagt, ich soll zum Arzt, weil ich wahrscheinlich Malaria hab. Und ich hab sie dann beruhigt und hab gesagt: „Niemals hab ich Malaria.“ Ich war nämlich der Meinung, die Malaria muss gleich ausbrechen und man braucht eine Fieberblase. Und ich hab beides nicht gehabt. Und dann denk ich mir so: „Ich hab keine Fieberblase und ich bin schon seit 2 Wochen daheim und daheim gibt es keine Malariamücken, also kann´s nicht Malaria sein.“

Und warum das mit den Fieberblasen?

Also es war so, das ist total witzig, es ist mir halt aufgefallen, dass jeder, wo Malaria gehabt hat und da unten haben sehr viele Malaria, eine Fieberblase bekommen hat. Und ich hab mir gedacht, das gibt´s nicht, das ist ja ein super Zeichen. Und auch der Ben, den ich da unten kennengelernt hab, das ist ein Deutscher, der hat auch jedes Mal wenn er Malaria gehabt hat, eine Fieberblase bekommen, so eine richtig schöne große. Und dann hab ich gedacht, wenn der das kriegt, dann muss ich auch eine kriegen, weil immerhin ist er auch Europäer. Ja, und dann ist die Fieberblase nicht gekommen und ich hab mir gedacht, das kann nur Grippe sein. Und dann hat die Mama gesagt, ich muss jetzt unbedingt zum Arzt und dann hat mich meine Schwester zum Arzt gebracht, ich selber war ja ein bisschen unfähig. Und dann hat mein Arzt Blut abgenommen und hat mir auch gesagt, dass ich wahrscheinlich Malaria hab. Dann hab ich ihm auch gesagt: „Nein, das geht nicht. Mir fehlt die Fieberblase und ich bin schon 2 Wochen da!" Er hat mir dann irgendso ein Mittel gegeben, wo mich ein bisschen ruhigstellt oder so. Er hat gesagt, er wird mich dann anrufen, sobald die Blutteste zurück sind, oder? Ich bin wieder heimgefahren und bin ins Bett. Also ich war jetzt knapp eine Woche schon daheim und hab mich auf Grippe behandelt. Dann am nächsten Tag schon ruft er mich um halb 9 an, er hätte alles schon organisiert, er hätte alles im Krankenhaus schon bereitgemacht und ich muss nur noch den Krankenwagen anrufen. Und ich so: „Hä, ich check´s jetzt grad gar nicht. So schlimm kann Grippe nicht sein!" Und er so, ich hätte Malaria, in einem richtig späten Stadium, ich muss sofort in die Intensiv. Und ich so: „Mir geht's doch noch so gut und ich fahr doch nicht mit dem Rettungswagen dahin." Er hat aber drauf bestanden und gesagt, im Krankenhaus wartet schon eine auf mich, die ist spezialisiert auf Tropenmedizin. Ja, Bregenz ist super ausgestattet, das hab ich auch nicht gewusst. Auf jeden Fall hab ich dann die Rettung angerufen…

Dann ist alles zack zack gegangen, die haben mich auf den Tisch gelegt, EKG oder wie das Teil noch mal heißt, haben sie gemacht und dann bin ich schon auf der Intensiv gelegen… Dann haben sie mich gleich überall angeschlossen und so getan, wie wenn ich jetzt gleich stirb. Mir war das auch gar nicht so bewusst, dass es wirklich schon so weit ist. Und ich so: „Ich versteh das nicht, ich kann doch auch in ein normales Bett, muss doch kein Intensivbett sein." „Nein, um Gottes Willen!" Das sei schon so weit. Ja, und es hat keiner von meiner Familie gewusst, dass ich im Krankenhaus bin, es waren alle am Arbeiten. Und dann so gegen 2, wo die Mama dann daheim war, hab ich sie angerufen und hab gesagt: „Mum, ich lieg in der Intensiv." Sie hat´s erst voll nicht wahrnehmen können. Der Arzt hat dann aber mit ihr geredet. Meine Tropenärztin, also das war eine Frau. Wo ich auf der Intensiv war, waren aber mehrere Ärzte anscheinend. Und dann ist die Mama gekommen. Und dann hat der Arzt halt mit der Mama geredet. Am nächsten Tag, ich glaub es war am nächsten Tag, ich weiß jetzt nicht mehr so die Tagesabläufe, da hat er ihr dann gesagt, 48 Stunden muss sie jetzt noch geduldig sein, weil, ich bin noch nicht über den Berg, erst dann können sie sagen, ob ich es geschafft hab oder nicht. Und meine Mum und alle waren natürlich fix und fertig. Ich hab das jetzt nicht so schlimm empfunden, weil mir ist es nicht so schlecht gegangen, dass ich das

Gefühl gehabt hab, so ich stirb jetzt. Ich hab das ja nicht gespürt, dass mir das Blut alles kaputt ist. Er hat zu mir gesagt, jedes Zehnte Blutkörperchen war kaputt und das sei nicht so gut. Ich hab ja auch keinen Sport gemacht, ich bin ja nur gelegen und ich hab nicht das Gefühl gehabt, dass ich jetzt stirb, also das überhaupt nicht. Und einmal hat mich die Mama dann gefragt, wie´s mir denn geht und ich hab bloß gesagt, ich hab keinen Bock mehr, ich hab keine Lust mehr, weil die ganzen Kabel und so, du kannst nur liegen und es ist so, boah! Und ich bin normalerweise ein Mensch, wo sich ständig bewegen muss und was machen möchte oder so. Ich mein, ich bin jetzt keine Sportskanone aber einfach liegen und das ein paar Tage, das war für mich einfach zum Kotzen. Du kannst nichts machen, du kannst dich nicht konzentrieren zum Lesen. Du liegst einfach da und wartest und wartest. Und ab und zu kommt eine rein, die fragt, ob du was brauchst oder ob du was essen magst. Das war das Härteste für mich jetzt. Und dass mein Körper halt 48 Stunden da auf der Probe war, das war mir so nicht bewusst.

Und wie hat man dich da gepflegt? Kannst du dich erinnern?

Ich kann mich erinnern, auf der Intensivstation war ich glaub ich 4 Tage oder 5 Tage. Ich hab eine Krankenschwester bekommen und die war für mich da, die hat mich betreut und die hat dann auch immer wieder nachgefragt, was ich möchte oder so. Dadurch, dass ich jetzt nicht so einen Hunger gehabt hab, hab ich dann eben die Infusionen bekommen. Ich hab dann auch Bluttransfusionen bekommen und das war das, was auch meine Mama geärgert hat, die haben mir einfach irgendeine Bluttransfusion gegeben, zwei hab ich sogar bekommen. Und sie haben halt nicht gefragt, ob´s jemand von der Familie spenden will… Das war das einzige, wo ich sagen muss, dass es schade war, dass sie nicht nachgefragt haben. Aber klar bin ich froh, dass sie´s mir zur richtigen Zeit gegeben haben. Und ich hab´s auch wahrscheinlich deshalb überlebt, ich weiß es nicht, was der ausschlaggebende Punkt dann war.

Sonst haben sie sich um mich gekümmert, sie sind mit mir duschen gegangen und ich hab auch das Gefühl gehabt, sie haben mich wirklich super betreut und die Ärztin war auch immer da… Sie hat mich dann auch nachbehandelt, also noch mal Blutkontrolle und so. Also ich muss sagen: „Tipp topp!“

Kannst du dich erinnern, ob man gegen das Fieber irgendwas Spezielles gemacht hat, so was wie Wickel oder Wasseranwendungen?

Ich weiß bloß, dass sie mir gesagt haben, ich muss ganz viel trinken. Weil ich trink normalerweise nicht so viel. Ich weiß auch gar nicht, was sie mir da alles gegeben haben. Ich hab eine bestimmte Literanzahl trinken müssen und ich hab das fast nicht geschafft. Für mich war´s eigentlich zu viel... Ich weiß auch gar nicht, was ich alles infusionsmäßig bekommen hab. Also Essigsocken oder so hab ich nicht bekommen.

Und wie würdest du jetzt aus deiner Erfahrung heraus jemand anderen pflegen, der Malaria hat?

Also ein Freund von mir, der hat Malaria gehabt, allerdings waren wir da in Afrika. Der hat unten Malaria gehabt. Allerdings hat er das schon zum dritten Mal gehabt und das war auch bloß so ein, also ich nenn das jetzt mal eine harmlose Malaria. Da hast du einmal in der Nacht voll den Fieberschub und du kannst nicht schlafen und er hat das Gefühl gehabt, jetzt ist fertig. So hat er mir das beschrieben. Und du schüttelst dich und hast halt so einen richtigen Krampf. Und ich hab dann mehr oder weniger den Auftrag bekommen, ich soll ihn gesund pflegen. Und ich hab ja keine Ahnung. Ich hab einfach geschaut, dass er viel zu trinken hat. Er hat seine Malariatabletten dann genommen. Weil in Afrika, da fährt man einfach kurz zum nächsten Krankenhaus, naja, so kann man das nicht wirklich nennen. Da kriegt man dann auf alle Fälle Malariatabletten und wird heimgeschickt. Ja, das hat 3 oder 4 Tage gedauert zirka. Ich hab halt geschaut, dass es ihm wirklich gut geht. Ich hab ihm eben Eiswürfel gebracht, weil er so geschwitzt hat und weil´s ihm so heiß war. Untertags ist es in Afrika natürlich sowieso nicht so frisch. Die Eiswürfel hab ich ihm in ein Handtuch reingetan und auf die Stirn gelegt. Ich hab ihm versucht, was zum Essen zu bringen. Also ich hab halt drauf geschaut, dass er was isst, ein bisschen, auch wenn´s nur ein bisschen Obst war. Ich hab halt geschaut, dass ich seine Wünsche erfüllen kann. Er isst zum Beispiel gern Mango, also hab ich geschaut, dass ich ihm irgendwie Mango herkrieg oder so. Und was glaub ich auch noch ein bisschen psychisch geholfen hat war einfach: Er liebt Musik und ich hab ihm einen Labtop mitgebracht und hab ihm einen Musikmix zusammengestellt und hab ihm so die Musik neben´s Bett gestellt. Ich hab ihm einfach das Gefühl gegeben, es ist immer jemand da. Und ich glaub auch, dass das bei mir viel geholfen hat. Es waren anscheinend voll viele Leute, die mich besucht haben.

Ja, ich war auch mal da!

Echt? Ja, das ist das schade. Das ist total schräg, ich kann mich nicht mehr an jeden Besuch erinnern irgendwie. Aber einfach das Gefühl, dass jemand da ist, auch wenn man gerade nicht so super ausschaut, weil´s einem auch nicht gut geht. Ja, es war schon super. Und ich glaub, das hat dem Ben auch geholfen. Ich glaub, die Kleinigkeiten haben´s dann einfach ausgemacht.

Welche Malariaform hattest du, weißt du das?

Ich glaub, das war die Malaria tropica.

Und hast du irgendwas Prophylaktisches gemacht?

Die Prophylaxe, die ich gemacht hab war, ich bin zu mehreren Apotheken gegangen und hab gefragt, was sie mir empfehlen würden und dann haben sie mir erzählt, also die meisten haben mir vom Lariam abgeraten und haben mir gesagt, ich soll das Malarone nehmen. Und dann hab ich gefragt, wie ich das jetzt nehmen muss. Und dann hat mir eine Frau in der Apotheke erklärt, dass wenn man das über einen längeren Zeitraum nimmt, kann man dann ziemliche Schäden davon nehmen, allgemein bei den Malariatabletten. Sie hat mir dann auch anvertraut, dass sie in ihrem Verwandtenkreis einen hat, der nicht mehr von seiner Schizophrenie weggekommen ist, die er durch Lariam bekommen hat. Also der hat das über einen längern Zeitraum genommen und hat jetzt halt die Nebenwirkung. Das steht auch alles auf dem Beipackzettel. Also du hast mehr Nebenwirkungen als dass es dir wahrscheinlich hilft, ich weiß es nicht genau. Auf jeden Fall hab ich dann auch noch jemanden gefragt, der wo unten für 4 Jahre gewohnt hat. Und der hat mir empfohlen, ich soll die Tabletten nicht als Prophylaxe nehmen, sondern die Tabletten dann nehmen, wenn die Malaria ausbricht und die Afrikaner behandeln sich alle nur so. Das Problem war halt, dass ich mich schon eine Woche lang anstatt auf Malaria auf Grippe behandelt hab. Ich hab Malarone gekauft. Eben für den Fall, dass ich was hätt, wär ich schon ausgerüstet gewesen aber ja, wie gesagt, ich hab ja geglaubt, ich hab Grippe. Das war vielleicht schon ein bisschen naiv von mir, das muss ich schon zugeben (lacht).

6.3. Interview mit Maximilian (20 Jahre)

Datum: Februar 2009

Über Emailkontakt

Wo und wann hast du dich mit Malaria infiziert?

Malaria hatte ich von meinem fünften bis fünfzehnten Lebensjahr regelmäßig ein bis zweimal im Jahr, je nachdem wie stark mein Immunsystem war.

Wieso hat es dich eigentlich nach Afrika verschlagen und in welchem Gebiet hast du gewohnt?

Ich hab in Westafrika in Ghana gelebt, an der Küste direkt. Mein Papa hat da Arbeit gefunden und für uns war´s klar, dass wir als Familie zusammen bleiben, das wär sonst viel zu schwer gewesen.

Hattest du nach deinem 15. Lebensjahr keinen Malariaschub mehr? Ich kann mich erinnern, dass du in Bogi auch mal Malaria bekommen hast und Karin dir Spritzen gegeben hat. Weißt du noch?

Ja, in Bogi hatt´s mich auch erwischt aber das war nichts im Vergleich. Die Viren bleiben glaub bis zu 3 Jahren im Körper und könnten ausbrechen. Das in Bogi war aber nur ein kleiner Malariaschub. Ja, Karin, eine Krankenschwester, hat mich da behandelt. Ich hab ihr das Medikament gegeben. Meine Eltern haben mir noch nen Vorrat Ampullen mitgegeben.

Kannst du dich an das erste Mal erinnern, wo du mit 5 Malaria bekommen hast?

Als ich mit Fünf Malaria hatte, da kann ich mich leider nicht erinnern, aber ich denk mal, es war so wie bei jedem Anfall.

Bist du der einzige in deiner Familie, der Malaria bekommen hat?

Nein, meine Familie hatte auch Malaria, so ein bis zweimal im Jahr.

Hast du prophylaktische Möglichkeiten in Anspruch genommen? Wenn ja, welche? Und warst du konsequent?

Am Anfang, als wir nach Afrika gezogen sind, hab ich immer Prophylaxe genommen, aber da das auf Dauer sehr schädlich auf den Körper wirkt, zum Beispiel auf die Augen, hab ich die abgesetzt und nur noch Chloroquin genommen, wenn die Malaria dann ausgebrochen ist. Meist als Spritzen aber auch Plasmotrim-200 in Tablettenform.

Welche Malariaform hattest du?

Ich weiß leider nicht, welche Malaria ich hatte. Ich denk mal, die afrikanische, wenn´s die gibt. Ich weiß, wir hatten das mal in der Schule aber das ist schon weg.

Wie hast du dich während der Erkrankung gefühlt? Welche Beschwerden hattest du?

Am Anfang fühlt es sich an wie eine Erkältung, man fühlt sich unglaublich schwach und so. Dann kriegt man Fieber und Schüttelfrost abwechselnd. Mal schwitzt man voll, dann friert man so stark, dass keine 20 Decken helfen. Meist kommt Übelkeit und Durchfall gleichzeitig, was dann zum Austrocknen führt. Und da man fast nichts zu sich nehmen kann, ist das eine Qual. Noch dazu kommt, dass man voll die Knochenschmerzen hat. Man ist auch oberempfindlich für alles und jeden. Die ersten drei Tage sind die schlimmsten und dann wird´s langsam besser.

Du hast geschrieben, dass die ersten 3 Tage die schlimmsten waren. Nach wie viel Tagen warst du wieder komplett gesund?

Würd sagen, so nach 6-7 Tagen ist es vorbei, wenn man halt früh genug behandelt.

Wie wurdest du gepflegt? Was hat dir Erleichterung gebracht? Wie würdest du jemanden mit Malaria pflegen aus deiner eigenen Erfahrung?

Meine Mum hat mich immer gepflegt. Zum Glück ist sie Krankenschwester. Ich wollte nur Ruhe. Jeder Ton war eine Qual, wie wenn der Kopf platzt. Also nur Ruhe. Was auch immer gut tat, war ein kalter Waschlappen, ein Eimer und ein kaltes Glas Wasser. Ich würd jedem empfehlen, die ersten Tage nur zu schlafen, was glaub ich sowieso am einfachsten geht und jede Anstrengung vermeiden. Am Ende, wenn´s einem dann besser geht, ein bisschen lesen, das lenkt ab.

6.4. Diskussion der Interviews

Die Interviews mit den Malariabetroffenen ergaben sehr viele interessante Ansichten.

Aus dem Interview mit Ernst wurde mir klar, dass man eine einfache Malaria, in seinem Fall eine Malaria tertiana, mit einfachen Mitteln gut überstehen kann. Seine Pflege war ja nicht besonders umfangreich. Betont hat er neben den Medikamenten die Flüssigkeitsaufnahme. Seine Beschreibungen haben auch sehr gut das klinische Bild der Malaria getroffen. Was mich wundert ist, dass er so viele Jahre später noch Malariarückfälle hatte, obwohl die offizielle Lehrmeinung ist, dass Rückfälle bei der M. tertiana nur bis 5 Jahre nach der Infektion auftreten. Deshalb und wegen der langen Inkubationszeit, die er hatte, vermute ich, dass er damals im Krieg an einer Malaria quartana erkrankt ist. Bei einer M. quartana gibt es nämlich Rückfälle bis 50 Jahre nach der Infektion. Und außerdem kommt es bei dieser Malariaform jeden dritten Tag zu dem typischen Fieberanfall, genauso wie es Ernst beschrieben hat. Bei der M. tertiana ist zwar ein Drei-Tage-Rhythmus aber das Fieber kommt jeden zweiten Tag.

Natalie hat am eigenen Leib die komplizierte Malaria tropica erlebt. An ihrer Geschichte sehen wir deutlich, wie wichtig es ist, bei fieberhafter Erkrankung nach einem Tropenaufenthalt immer an eine Malaria zu denken. Außerdem wird deutlich, dass es keine Fieberblase braucht, um die Malaria zu kennzeichnen.

Ihre Erzählung zeigt, wie schwierig es ist, die prophylaktischen Maßnahmen, in ihrem Fall das Schlafen unter dem Moskitonetz, korrekt auszuführen.

An ihrer Geschichte wird einem der Ernst dieser Erkrankung bewusst und wie schicksalhaft ein Stich der Anophelesmücke sein kann. Es zeigt sich, dass eben auch in den Vorarlberger Krankenhäuser Malariaerkrankte behandelt und gepflegt werden.

Natalie betont ebenfalls die Flüssigkeitsaufnahme, auf die großen Wert gelegt wurde. Ihr subjektives Erleben zeigt deutlich interessante pflegerische Aspekte. Beispielsweise hat ihr die individuelle Fürsorge besonders geholfen und dass einfach jemand da war. Außerdem haben ihr Kleinigkeiten einfach Freude und wieder Sinn geschenkt.

Ihr wurde die Stand-bye-Therapie empfohlen, welche ich auch als sehr sinnvoll ansehe.

Welche Malariaform Maximilian hatte, konnte ich nicht feststellen. Interessant ist bei seiner Geschichte, dass es scheint, als hätte die Krankheit für ihn einfach dazugehört, wie für uns eben eine Erkältung.

Maximilian legt in Erinnerung an seine Erkrankungen Wert auf Ruhe, Schlaf und kühlende Anwendungen in Fieberschüben. Es wird deutlich, wie wichtig es ist, individuell gepflegt zu werden und dass jeder, sobald es ihm besser geht, sich die Zeit mit Dingen, die man gerne tut, vertreiben sollte.

Aus diesen verschiedenen Sichtweisen kann sich jede diplomierte Pflegeperson oder jeder Pflegende von Malariaerkrankten Tipps holen, wie man diesen Menschen während der Erkrankungszeit Erleichterung bringen kann.

7.Fazit

Anhand der vielen Informationen und der drei Interviews mit Malariabetroffenen war es mir möglich, die Forschungsfragen umfangreich zu beantworten. Als wichtigste Maßnahme zur Prophylaxe zeigt sich die Expositionsprophylaxe. Doch genau diese ist in der Praxis oft schwer durchführbar, weil man ja trotz großer Vorsichtsmaßnahmen irgendwo und irgendwann von einer Anophelesmücke gestochen werden kann. Die pflegerischen Aspekte bei Malariaerkrankten konnten ausführlich behandelt werden. Betont sei noch einmal die individuelle Pflege, da sich der Malariakranke wirklich schwer krank fühlt und deshalb Wohltat darin findet, wenn speziell auf ihn eingegangen wird. Dies zeigen die Interviews ganz deutlich. Das klinische Bild der Malaria, das durch die Literaturrecherche entstanden ist und mein persönliches Bild von dieser Tropenkrankheit wurde durch die Interviews bestätigt und zusätzlich habe ich jetzt einen sehr realen Eindruck, was es bedeutet, an ihr zu erkranken.

Ich habe mir auch Informationen zur aktuellen empfohlenen Chemoprophylaxe beim Betriebsarzt vom Landeskrankenhaus Feldkirch eingeholt und er hat mir die Medikamente bestätigt, die ich in meiner Diplomarbeit angeführt habe. Zusätzlich hat er mir gesagt, dass es einen Malaria-Schnelltest namens Malaquick® gibt, der ähnlich wie ein Schwangerschaftstest anhand einer Harnprobe anzeigt, ob man malariainfiziert ist. Bei positivem Test soll gleich mit der Stand-by Therapie begonnen werden, bis man in ärztliche Behandlung kommt. Der Betriebsarzt gab an, dass Doxycyclin®, Lariam® und Malarone® die häufigsten Chemoprophylaxen sind, die er Reisenden in die Tropen verschreibt.

Ich bin selbst noch nie an einer Malaria erkrankt und habe auch noch nie persönlich einen Malariaerkrankten gepflegt. Durch das Forschen und Schreiben an dieser Fachbereichsarbeit habe ich jedoch das Gefühl, einen guten Überblick zu haben und zu wissen, was bei einem Erkrankungsfall zu tun ist. Dasselbe hoffe ich für all jene, die diese Arbeit gelesen haben.

Ich denke, dass Pflegende häufig die ersten Ansprechpartner sind, wenn Patienten sich über Maßnahmen bei Auslandsreisen informieren. Deshalb ist es auch wichtig, dass Pflegepersonen Beratungsmöglichkeiten kennen und den Patienten darauf hinweisen können. **BERATUNGSMÖGLICHKEITEN IN VORARLBERG BEIM LAND???**

Mir ist auch aufgefallen, dass sich viele Pflegepersonen für Entwicklungsarbeit interessieren und einige für mindestens ein Jahr in malariabetroffenen Ländern arbeiten. Gerade für diese

Menschen wäre meine Fachbereichsarbeit eine hilfreiche Stütze für ihre Reisevorbereitungen und ihren dortigen Aufenthalt.

Während der umfangreichen Beschäftigung mit dem Thema der Malaria stellte sich mir eine Frage: Gibt es auch für mich Möglichkeiten, um beim Kampf gegen die Malaria mitzuwirken? Oder ist es sowieso sinnlos, da die WHO ja schon jahrelang versucht, diese Erkrankung einzudämmen? Da stieß ich auf die Homepage „**Nothing But Nets**“ (2009). Diese Homepage dient genau dem Zweck, allen Menschen zu ermöglichen, am Kampf gegen die Malaria mitzuwirken. Für nur 10 US-Dollar, das sind derzeit nicht einmal 8 Euro, die gespendet werden, kauft die UN-Foundation mit ihren Partnern ein insektizidbehandeltes Moskitonetz, das dann genau an den Ort geschickt wird, wo es dringend benötigt wird: nach Afrika. Meine Frage wurde beantwortet, denn ich kann auch ein Teil in dieser großen Armee gegen die Malaria sein. Das Motto dieser Homepage ist: ***„Together we make a difference.“*** Das heißt auf Deutsch: „Zusammen machen wir einen Unterschied.“ Aus diesem Grund möchte ich jeden Leser dieser Fachbereichsarbeit dazu auffordern, sich zu überlegen, ob er nicht für 8 Euro einer Familie in Afrika das Geschenk machen möchte, für die Wirkdauer von vier Jahren das Risiko einer Malariaerkrankung um 90% zu reduzieren.

„Send a net. Save a life.“

8.Literaturverzeichnis und weiterführende Literatur

Amt der Vorarlberger Landesregierung (2008): Gemeldete Malariafälle von 2003-2007. Sanitätsabteilung.

APONTE, John (18.10.2007): Auf dem Weg zur Malariaimpfung. http://www.wissenschaft.de/wissenschaft/news/284693.html

BECKER-BRANDENBURG, Katja / SCHIRMER R. Heiner(1999): Malaria – mit neuen Methoden gegen eine alte Geißel der Menschheit. Forschungsmagazin Ruperto Carola, 2. Ausgabe.

http://www.uniheidelberg.de/uni/presse/ruca99_2/malaria.htm. PubMedCentral.

BEHRENS, Ron H. (2007): The low and declining risk of malaria in travellers to Latin America: is there still an indication for chemoprophylaxis? PubMedCentral. Published online 2007 August 23.

BHATTARAI, Achuyt et al (2007): Impact of Artemisin-based combination therapy and Insecticide-Treated Nets on Malaria Burden in Zanzibar. PubMedCentral. Published online 2007 November 6.

BRAUN, Rüdiger W. et al (2005): Reise – und Tropenmedizin, Kursbuch für Weiterbildung, Praxis und Beratung. Schattauer Verlag, Stuttgart.

BUCHHOLZ K. et al (2008): Interactions of methylene blue with human disulfide reductases and their orthologues from Plasmodium falciparum

Bundes**m**inisterium für **G**esundheit, **F**amilie und **J**ugend / BMGFJ (10.12.2008): Jahresausweise über angezeigte übertragbare Krankheiten ab 2000: Malaria. http://www.bmgfj.gv.at/cms/site/standard.html?channel=CH0745&doc=CMS1038921188383

EBERHARDT Reiseveranstalter (30.11.2008): Österreich – Klima und Wetter.

http://www.eberhardt-travel.de/laenderinformationen/detail/id/4/gew_zgb/at/kont/5/gew_land/%C3%96sterreich

EDDLESTON, Michael et al (2006): Oxford Handbook of Tropical Medicine. Second Edition, Oxford University Press, New York.

EL BELAZI, G. und KLEIN J. P. (2005): Malaria in Österreich im Jahr 2004. http://www.bmgfj.gv.at/cms/site/attachments/7/7/3/CH0742/CMS1038915345205/malaria_2004_-_auswertung.pdf

Deutsche Gesellschaft für Tropenmedizin und internationale Gesundheit (2005): Diagnose und Therapie der Malaria, Leitlinien der DTG.

http://leitlinien.net/042-001.htm

DIESFELD, Hans Jochen et al. (2003): Praktische Tropen- und Reisemedizin. 2. Auflage, Georg Thieme Verlag, Stuttgart.

DORNBLÜTH, Otto (2004): Pschyrembel, klinisches Wörterbuch. 260. Auflage, Walter de Gruyter, Berlin.

DÖRING, Hartmut (1998): Ärztlicher Ratgeber für den Aufenthalt in den Tropen. 3. Auflage, Dietrich Reimer Verlag, Berlin.

GERLACH, Ulrich et al (2000): Innere Medizin für Pflegeberufe. 6. Auflage, Georg Thieme Verlag, Stuttgart.

HENSCHEL, Uta (1995): Manuel Elkin Patarroyo – Der Mann, der die Malaria besiegt. In GEOWissen, Nachdruck 22/95, Gruner + Jahr AG & Co Druck- und Verlagshaus, Hamburg.

HOEHL, Mechthild / KULLICK, Petra (2008): Gesundheits- und Kinderkrankenpflege. 3. Auflage, Georg Thieme Verlag, Stuttgart.

HORSTMANN, Rolf (23.11.2008): Pathophysiologie der Malaria. Bernhard-Nocht-Institut für Tropenmedizin, Hamburg

http://www.auswaertiges-amt.de/diplo/de/Laenderinformationen/01-Laender/Gesundheitsdienst/Symposien/XIII/Horstmann.pdf

Infektionsschutz (15.05.2009): Meldepflichtige Krankheiten in Österreich.

http://www.infektionsnetz.at/TextExtMeldepflicht.phtml

INNOVATIONSREPORT, Forum für Wissenschaft, Industrie und Wirtschaft (18.10.2006): Erster Impfstoff gegen Malaria in Sicht.

http://www.innovations-report.de/html/berichte/studien/bericht-72265.html

Institut für Mediz. Information unter Mitarbeit der Infektiologie Freiburg (2005): Expositionsprophylaxe - Insektenstiche vermeiden ist oberstes Gebot.

http://www.if-freiburg.de/reisemedizin/Malaria/Malaria-Vorbeugung/Expositionsprophylaxe.pdf

KRÜGER, Norbert / SANCHEZ, Enrique (1995): Tropenkrankheiten: Diagnostik, Therapie, Prävention. Wissenschaftliche Buchgesellschaft, Darmstadt.

LANG, Werner / LÖSCHER, Thomas (2000): Tropenmedizin in Klinik und Praxis. 3. Auflage, Georg Thieme Verlage, Stuttgart.

MEDKNOWLEDGE – Forum für Fachkreise (17.Oktober 2007): Malaria-Impfung: Impfstoff RTS,S/AS02D schützt zwei von drei Säuglingen.

http://www.medknowledge.de/abstract/med/med2007/10-2007-38-malaria-da.htm

MedUni Wien (12.02.2009): Neue Studie: Therapie-Resistenz gefährdet Malaria-Bekämpfung.

http://www.meduniwien.ac.at/homepage_relaunch/news-und-topstories/?tx_ttnews%5Btt_news%5D=511&cHash=1fe370b424

MENCHE, Nicole (2004): Fieberphasen und Pflege bei Fieber. Pflege Heute, 3. Auflage, Urban & Fischer, München.

Nothing But Nets (2009): Send a net. Save a life.

http://www.nothingbutnets.net/

RÖGELEIN, Jochen (2001): Malaria – eine Weltkrankheit. Die Schwester / der Pfleger, Cd-Ausgabe 10/01.

RUGEMALILA, B Joas et al (2006): Sixth Africa malaria day in 2006: how far have we come after the Abuja Declaration? PubMedCentral, published online 2006 November 7.

TANNER, M. / ALONSO, P. (1995): The development of malaria vaccines: SPf66 – what next? Swiss Tropical Institute, Department of Public Health and Epidemiology, Basel. Published online in PubMed 1996 Jul 9.

Tropen- und Reisemedizinische Beratung Freiburg (2004): Medizinische News: Malaria-Todesfall in München.

http://www.malariavorbeugung.de/news/0403_malaria-todesfall.htm

WERNER, David (2001): Wo es keinen Arzt gibt. Medizinisches Gesundheitshandbuch zur Hilfe und Selbsthilfe auf Reisen. 9. Auflage, Der Reise Know-How Verlag Peter Rump GmbH, Bielefeld.

WINKLE, Stefan (2005): Geisseln der Menschheit – Kulturgeschichte der Seuchen. 3. Auflage, Artemis & Winkler Verlag, Düsseldorf. S. 707-781

ZIMMERMANN, Melanie Iris (verfasst am 31.10.2007): Malaria: Was ist Malaria?

http://www.netdoktor.de/Krankheiten/Malaria/

Mehr zu diesem Thema finden Sie in: „Malaria die Königin der Tropenkrankheiten. Prophylaxe- und Therapiemöglichkeiten“

ISBN: 978-3-640-38430-3

http://www.grin.com/de/e-book/v132411/